W0462388

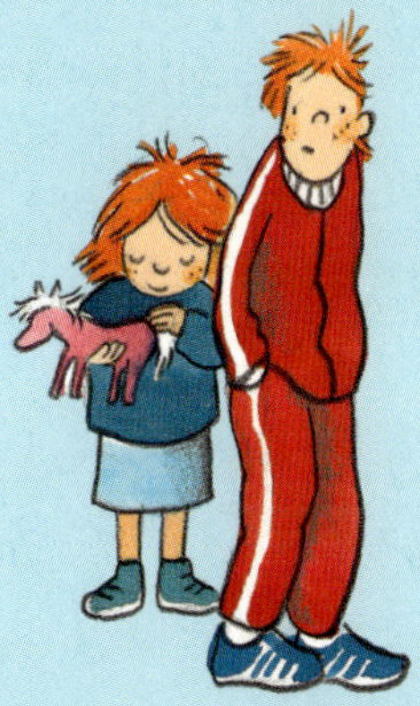

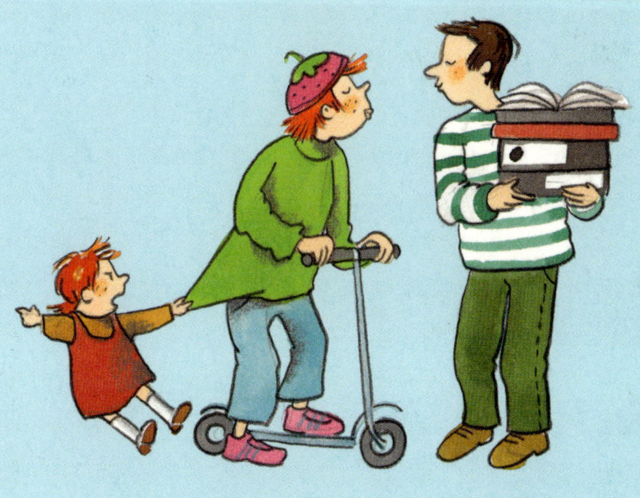

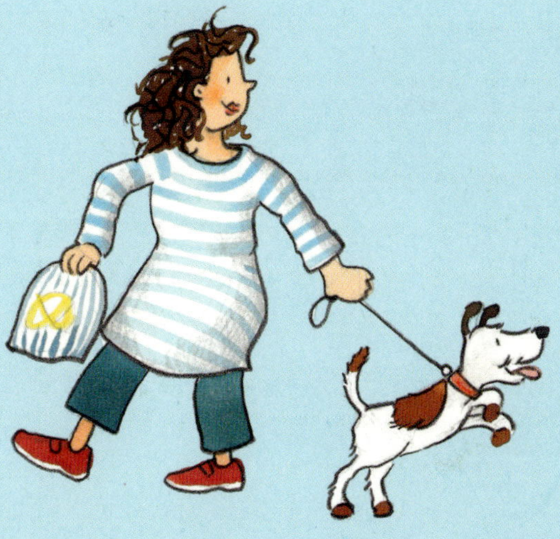

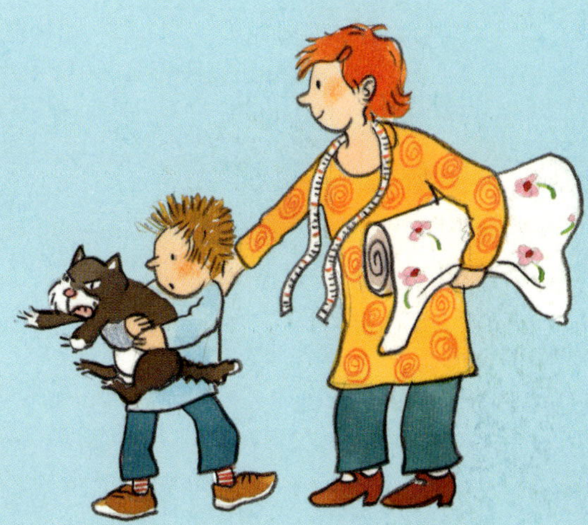

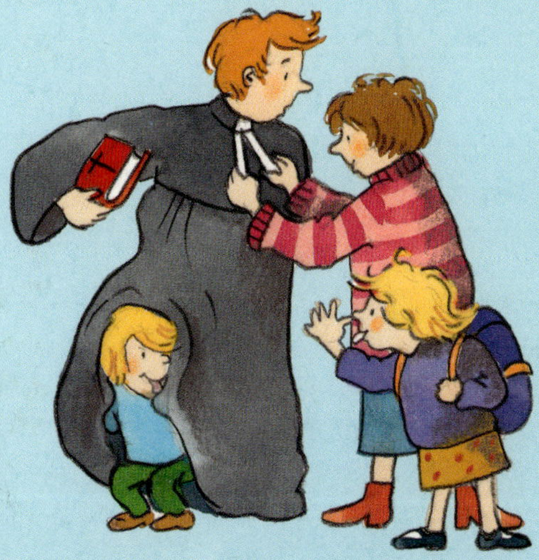

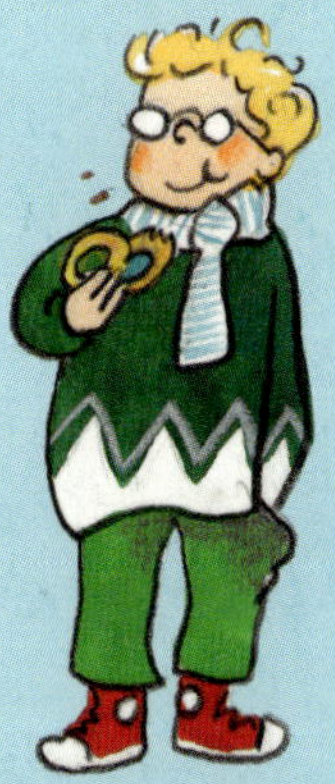

Westphal, Catharina:
Ein Jahr in Wimmelhausen
ISBN 978 3 522 30149 7

Illustrationen: Catharina Westphal
Einbandtypografie: Michael Kimmerle, Stuttgart
Schrift: Info-Text, Randumhouse
Reproduktion: Photolitho AG, Gossau/Zürich
Druck und Bindung: Himmer AG, Augsburg
© 2008 by Gabriel Verlag (Thienemann Verlag GmbH), Stuttgart/Wien
Printed in Germany. Alle Rechte vorbehalten.
5 4 3 2 1° 08 09 10 11

www.gabriel-verlag.de

Wir empfehlen
Ihnen unseren Leitfaden
»KINDER BRAUCHEN WERTE«
Bücher aus dem Gabriel Verlag
oder informieren Sie sich unter:
www.thienemann.de/
paedagogen

Ein Jahr in Wimmelhausen

Catharina Westphal

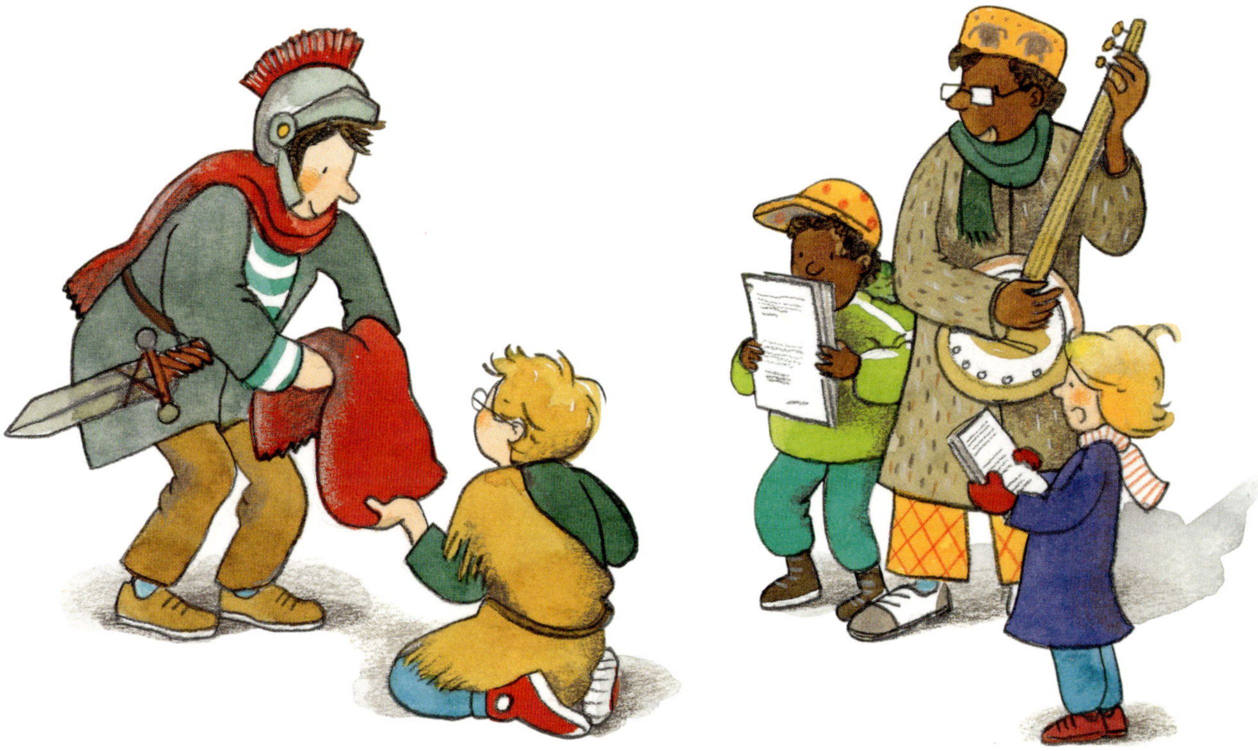

gabriel

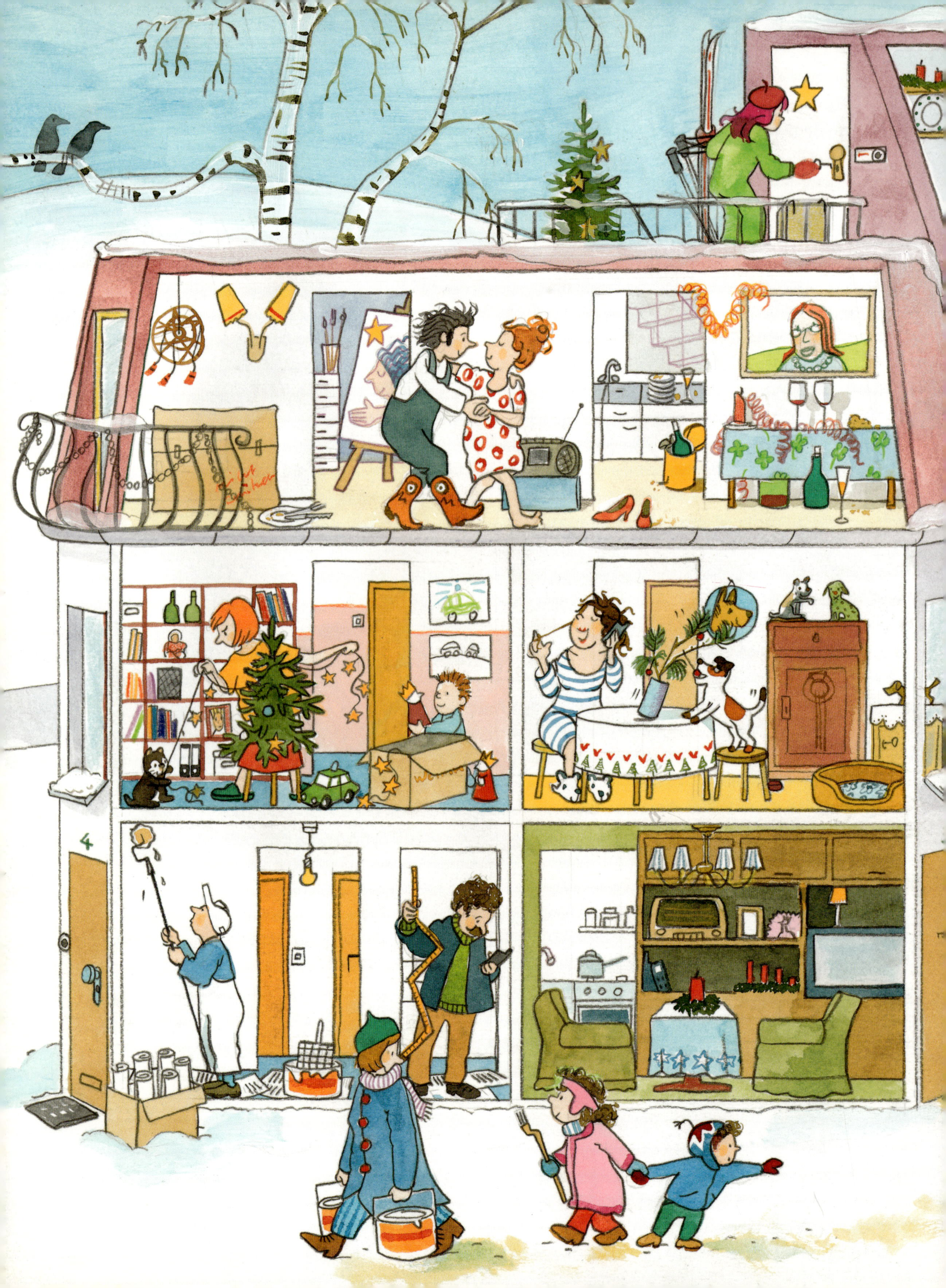
4

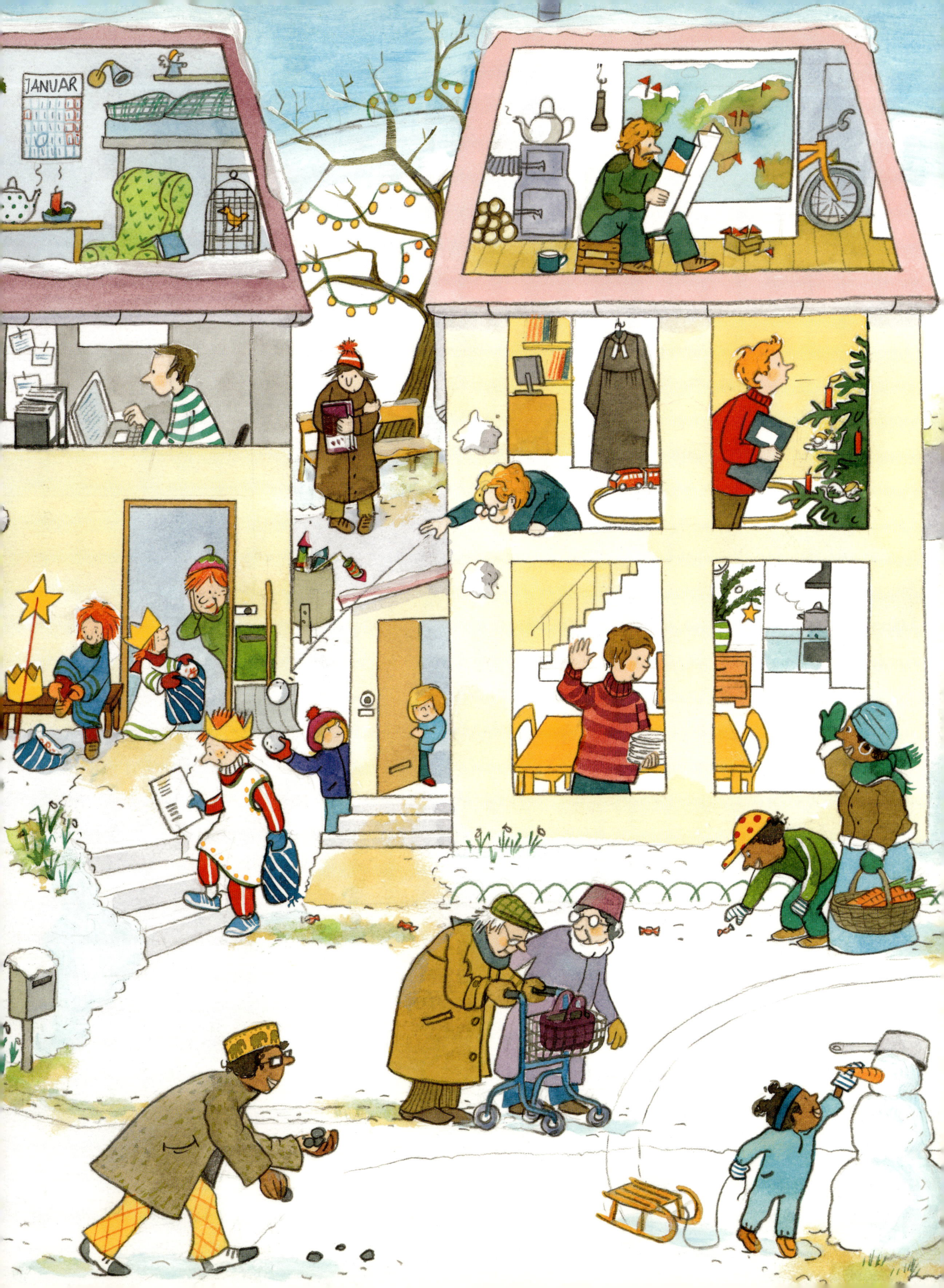
JANUAR

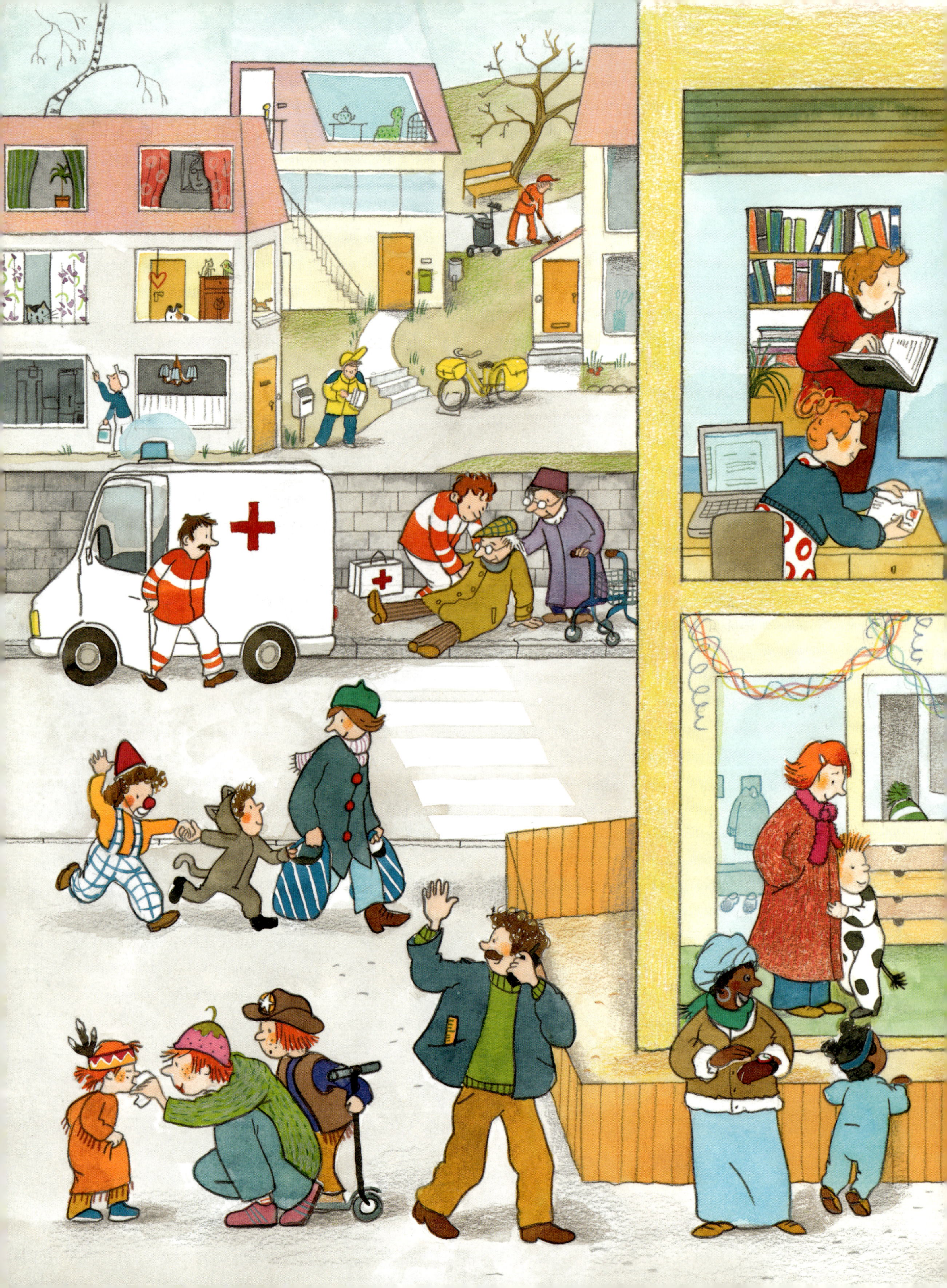

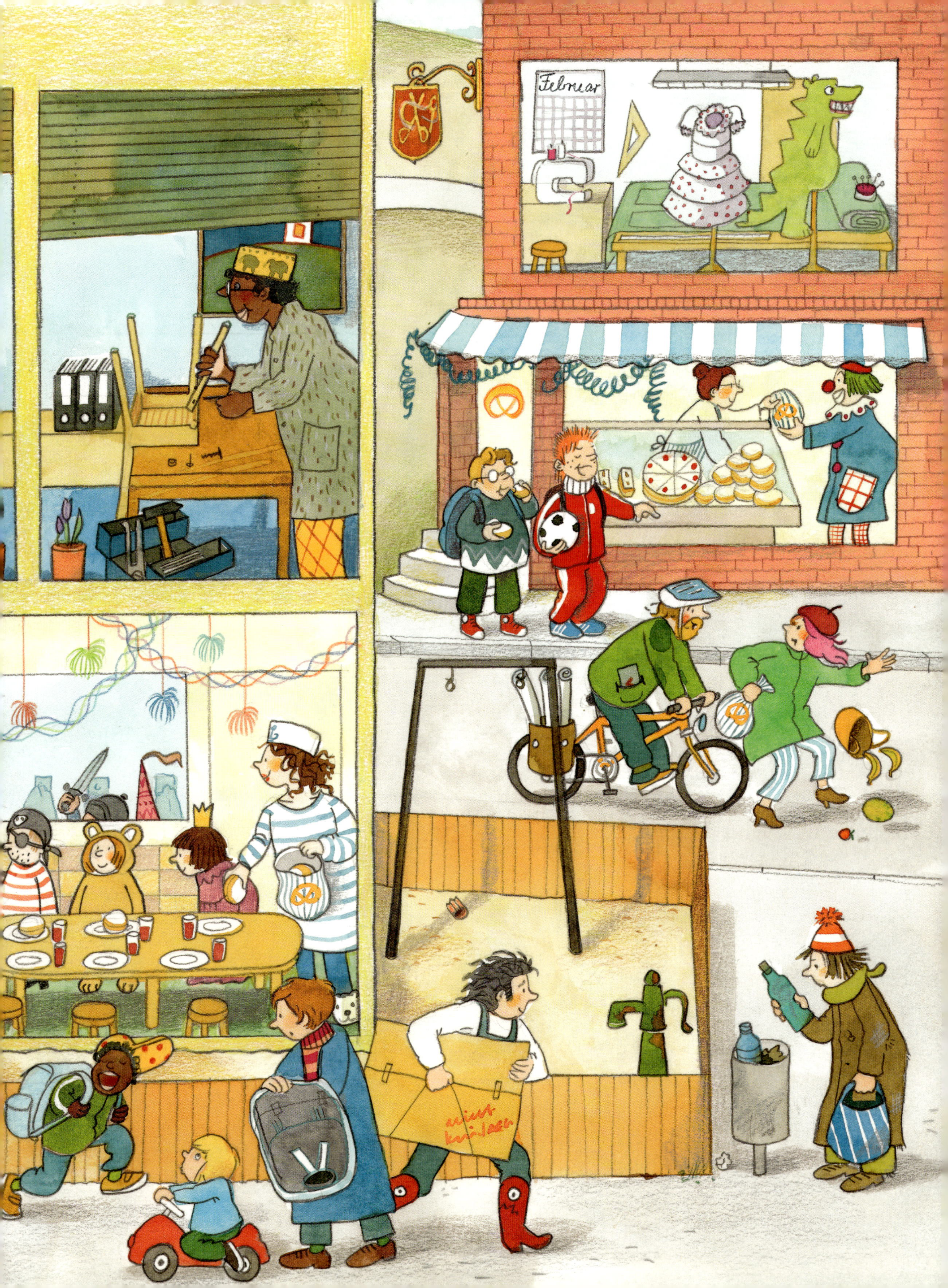
Februar

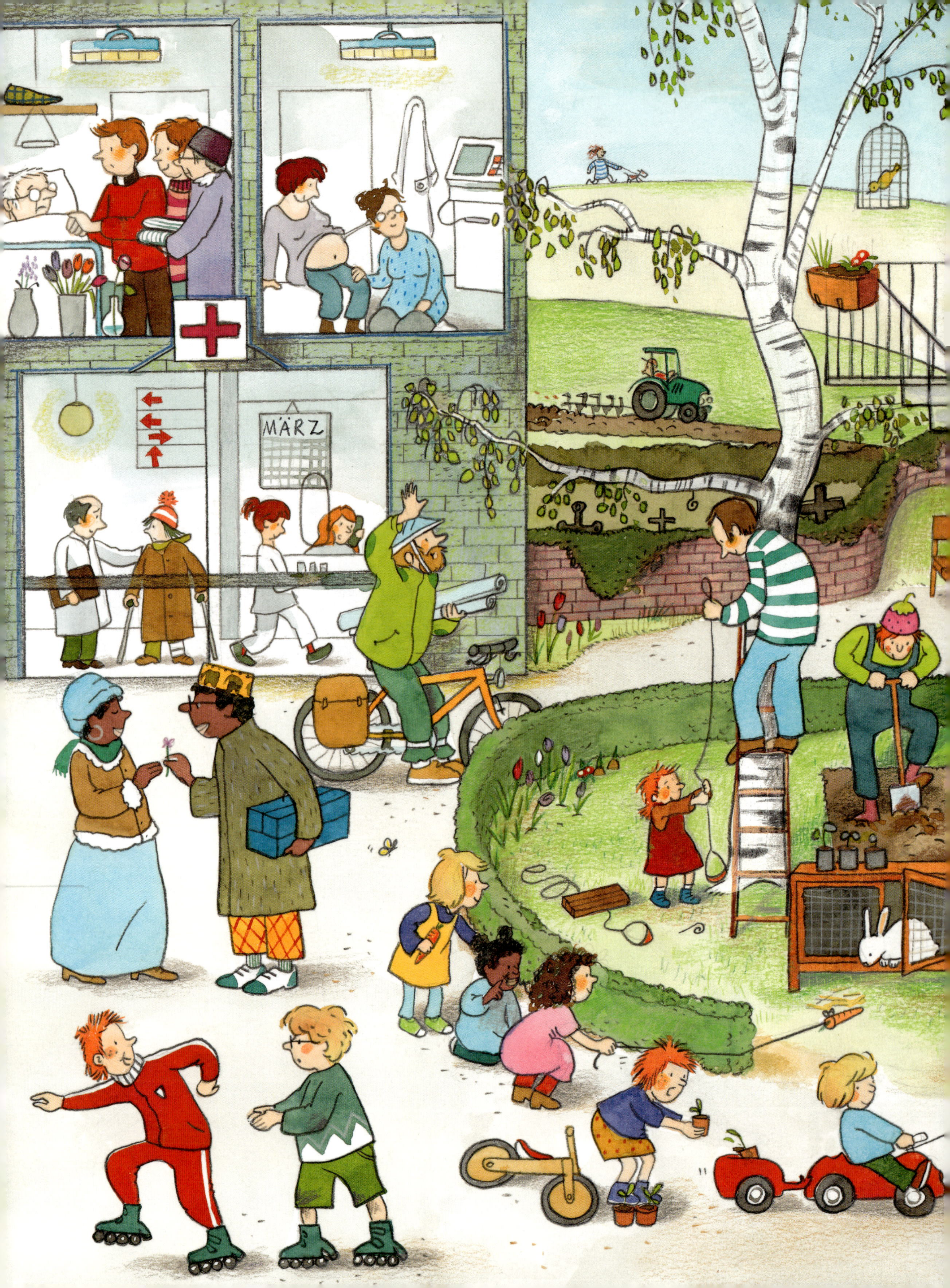
MÄRZ

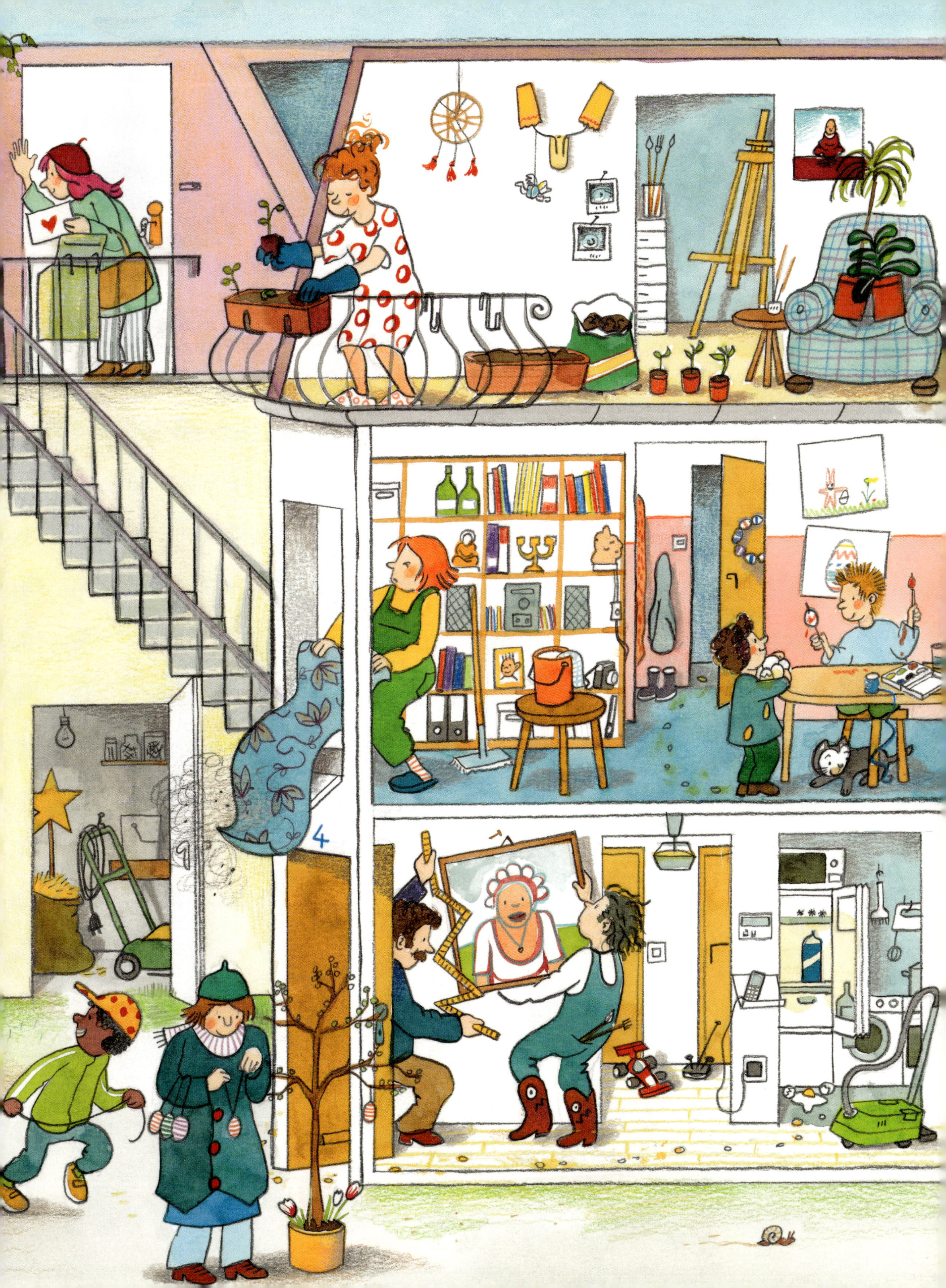
4

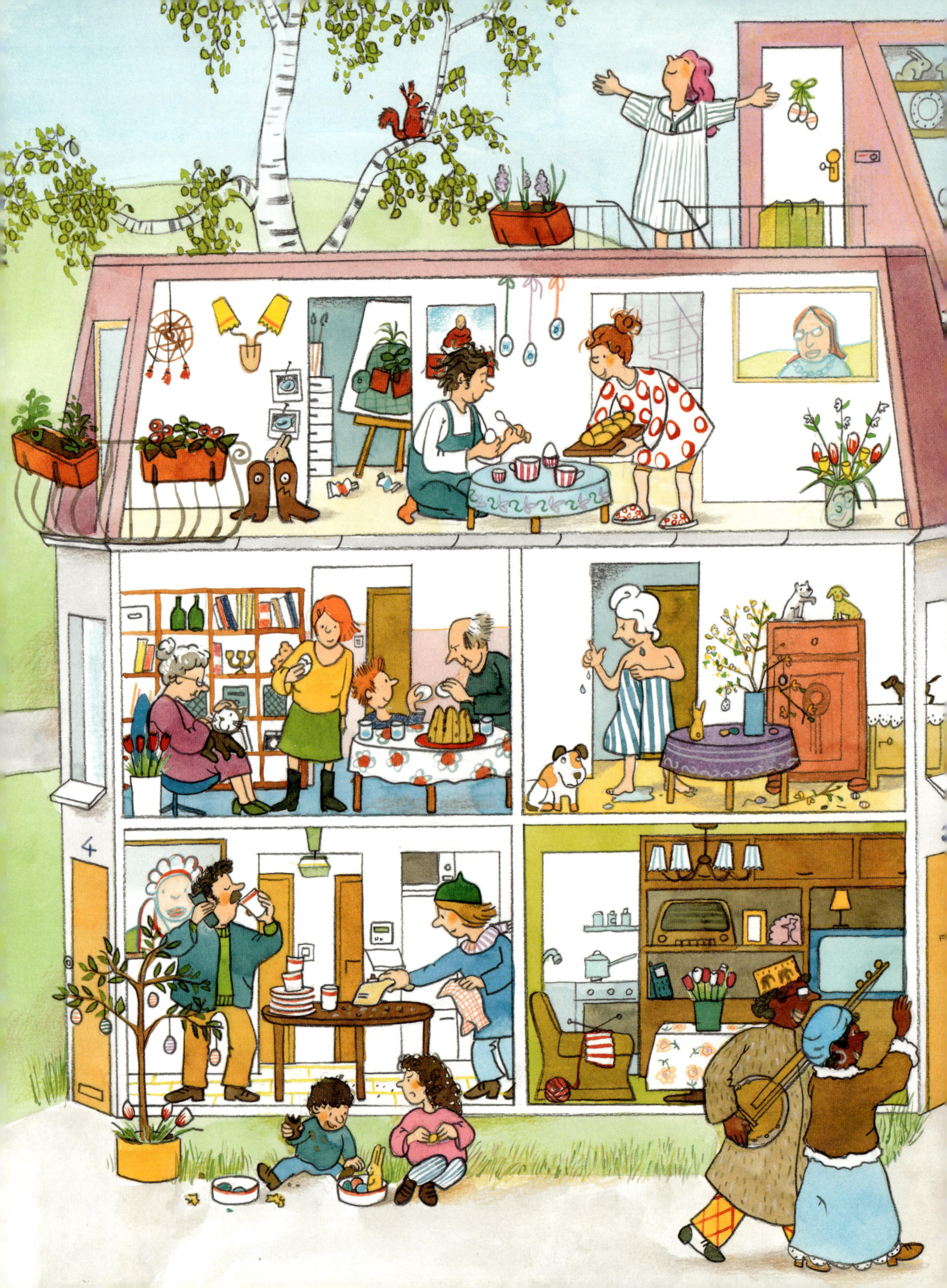
4

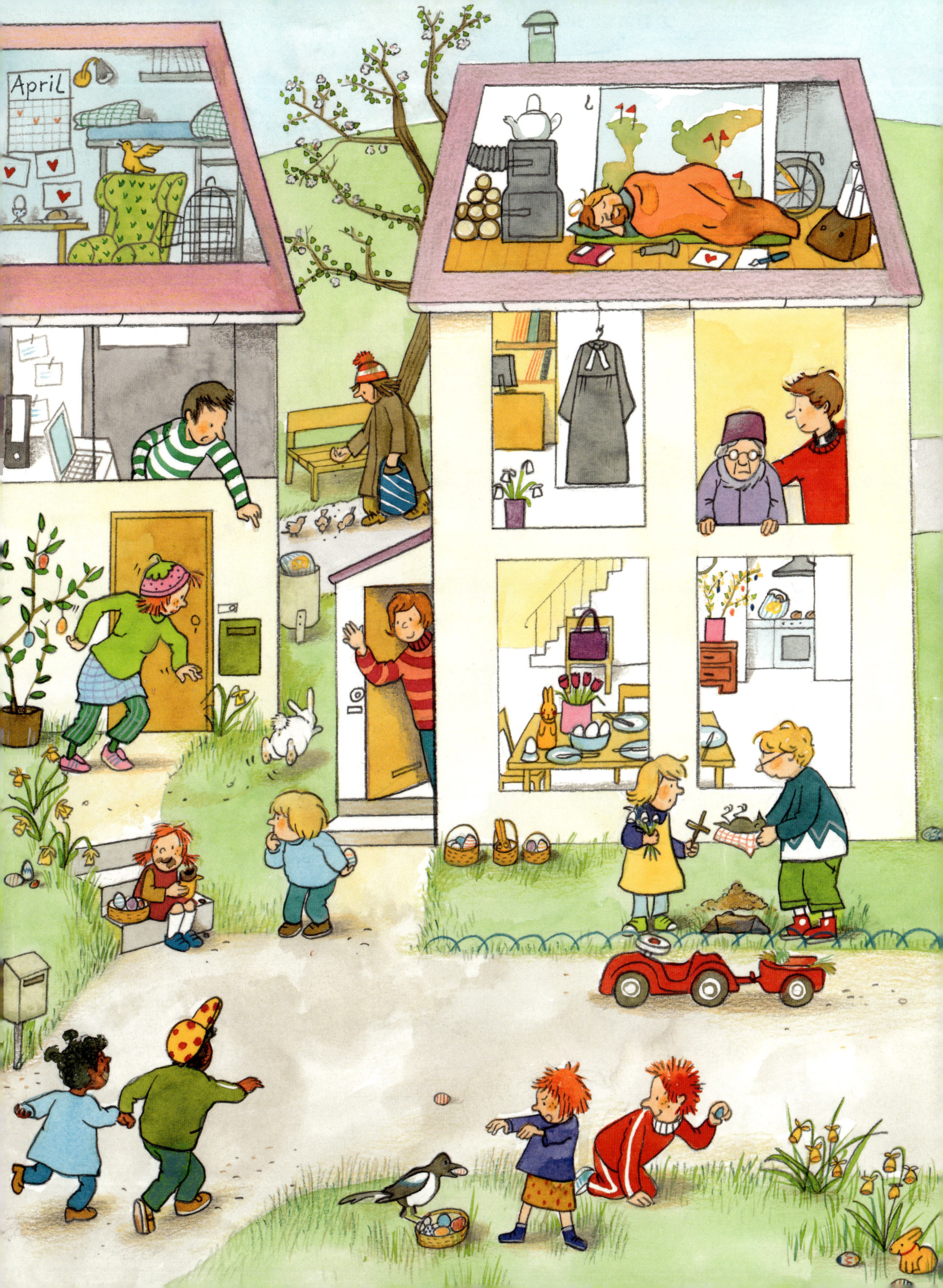
April

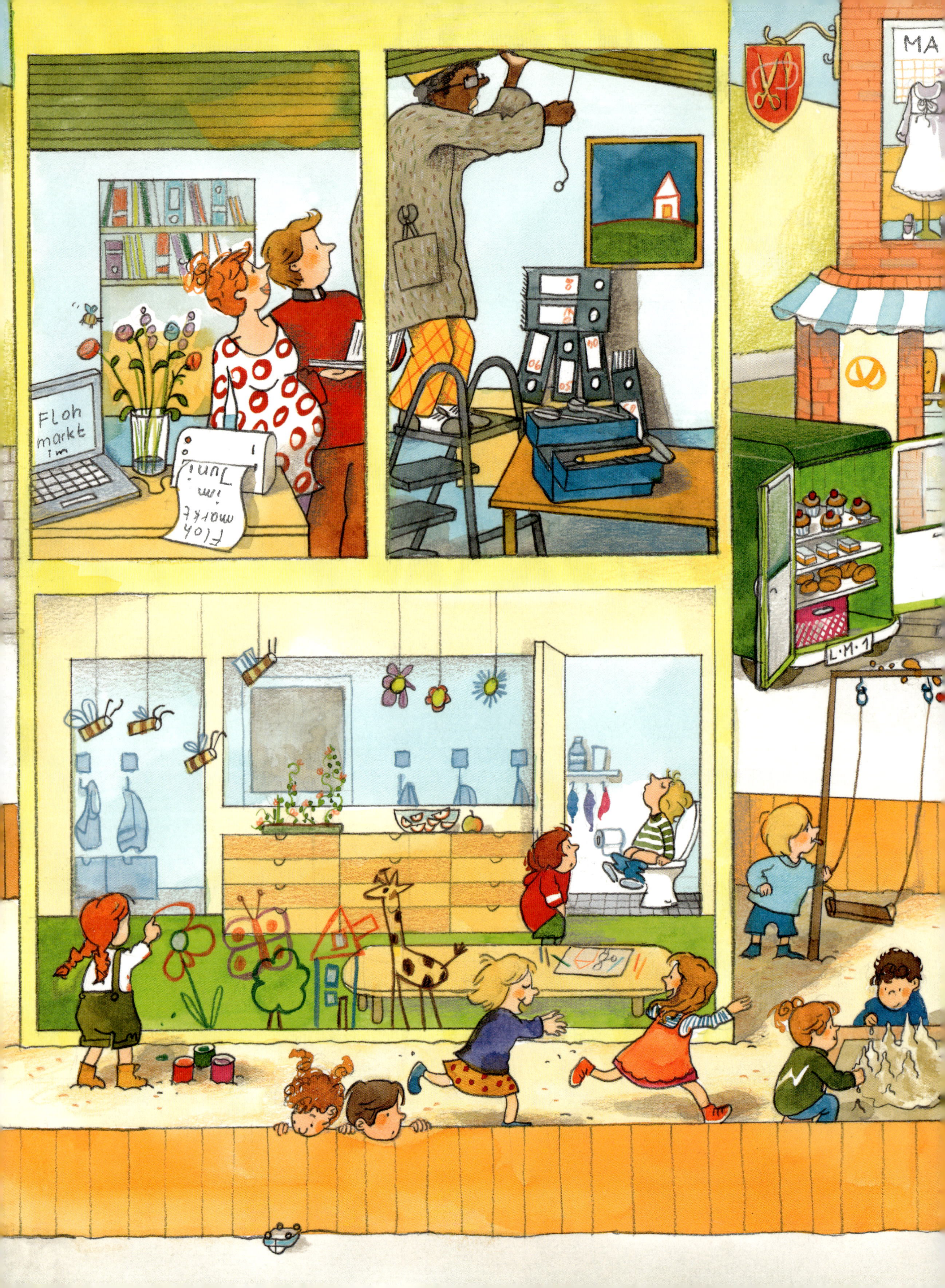
Floh markt im
Floh markt im Juni!
MA
L·M·1

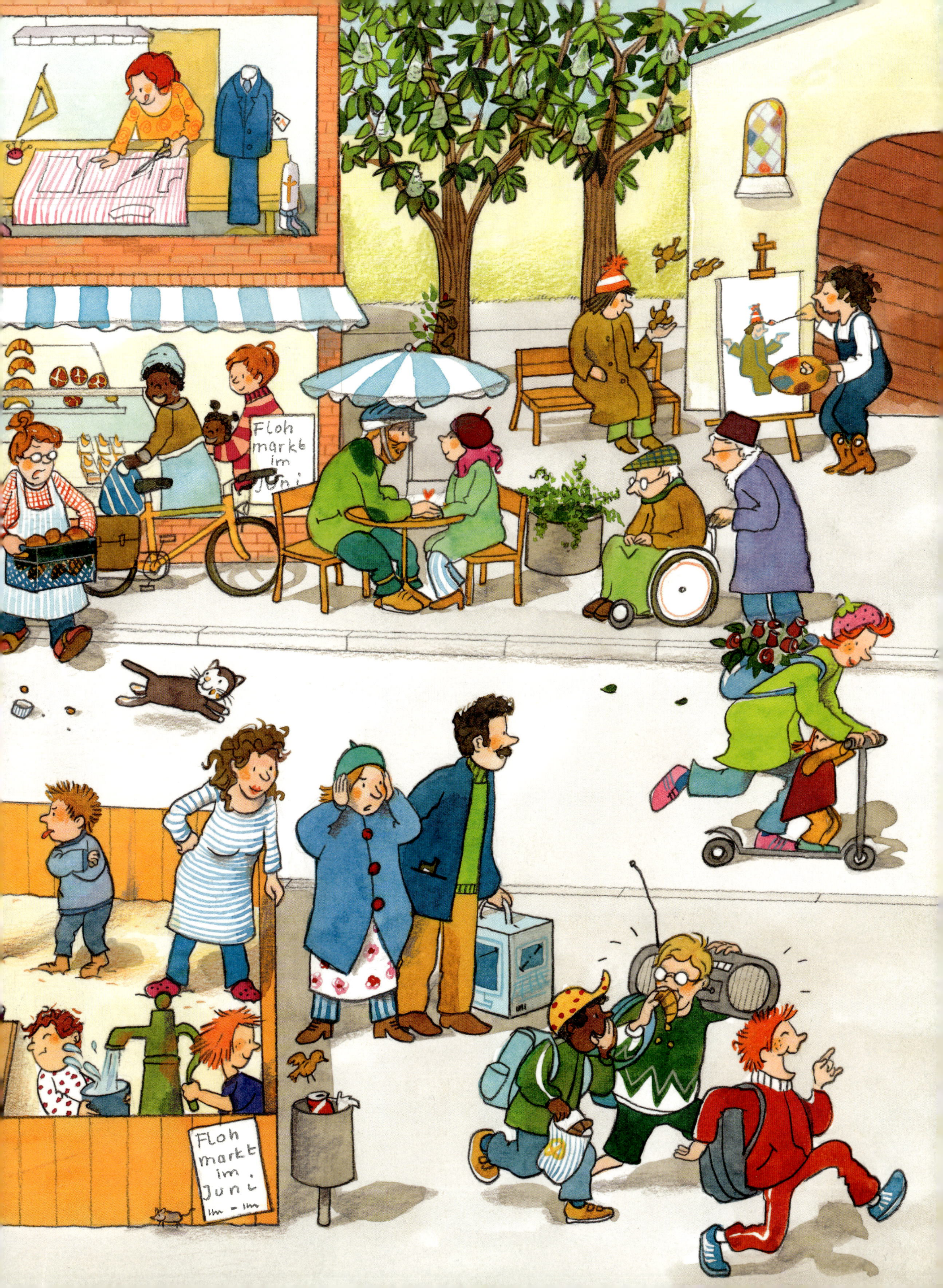
Floh
markt
im
Juni
Floh
markt
im
Juni

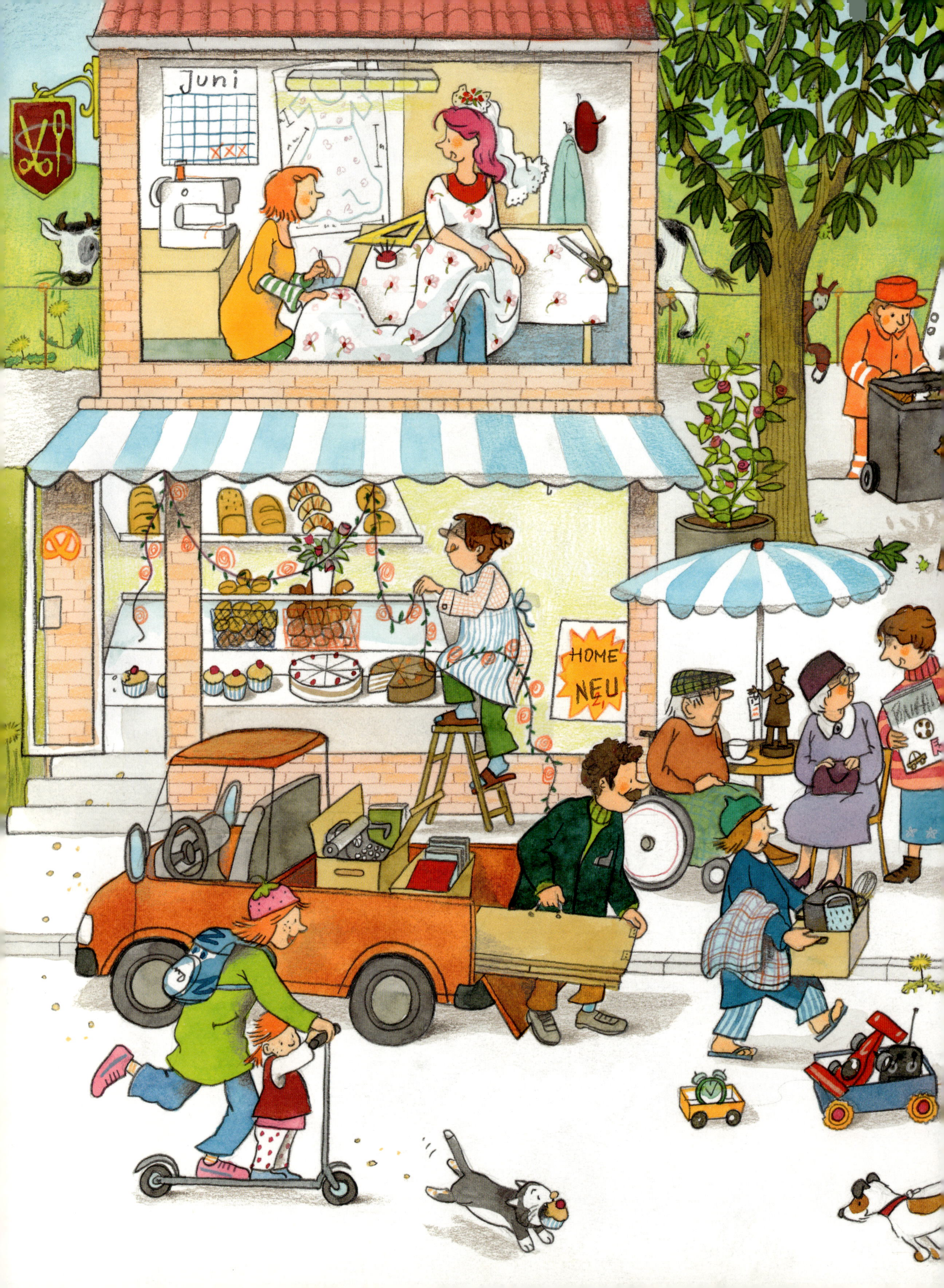
Juni
HOME
NEU

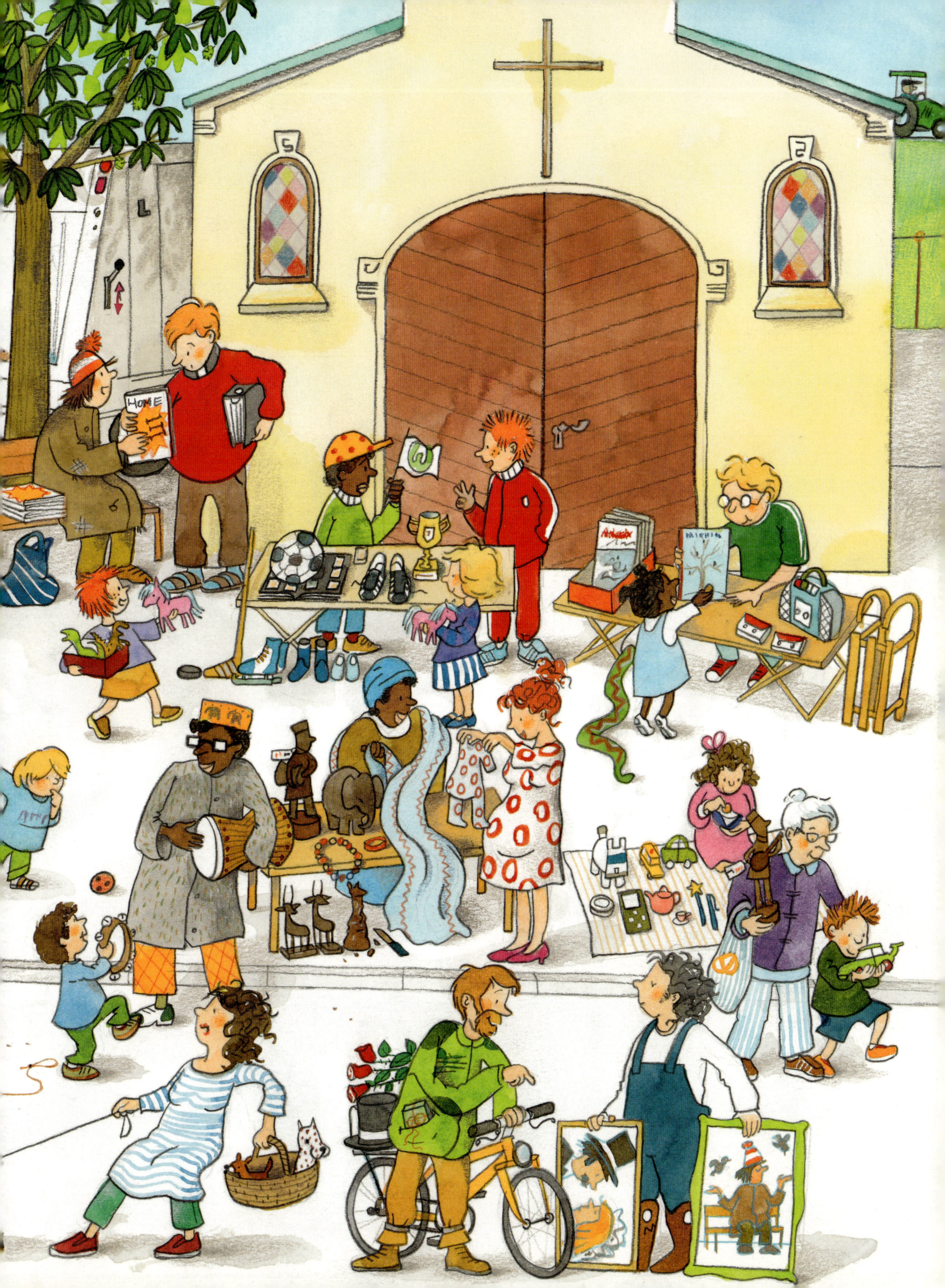
HOME

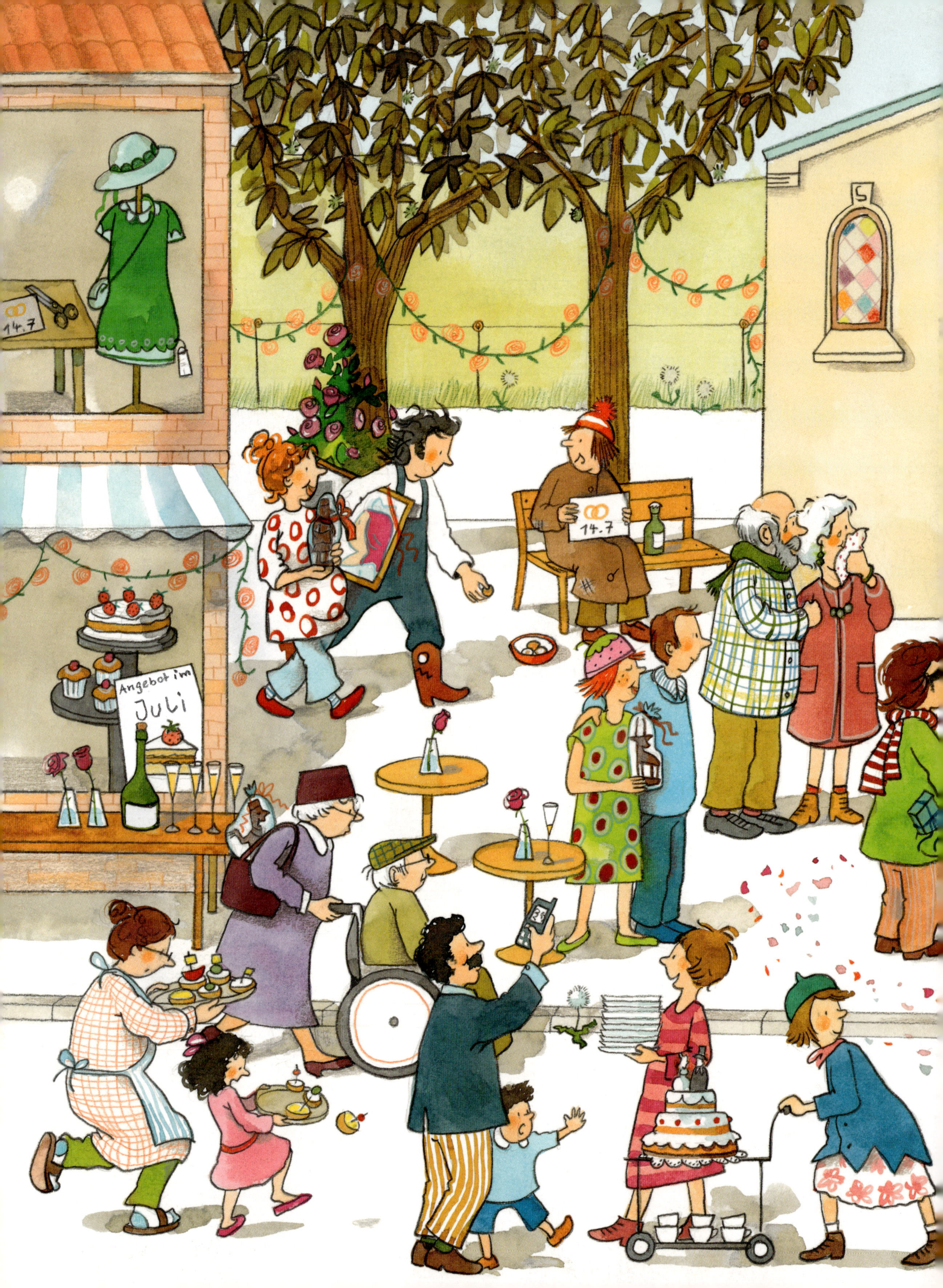
14.7
Angebot im
Juli
14.7

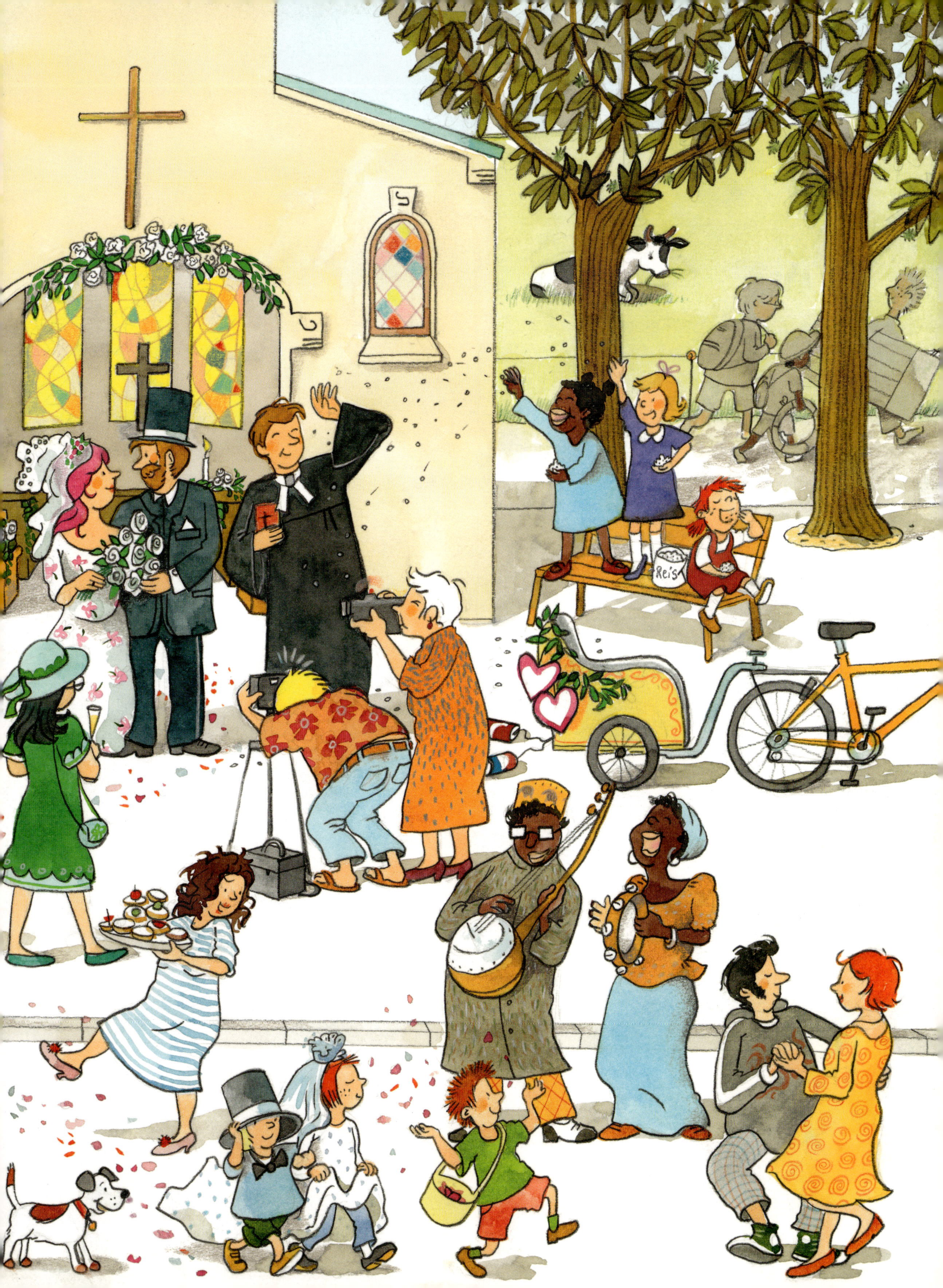
Reis

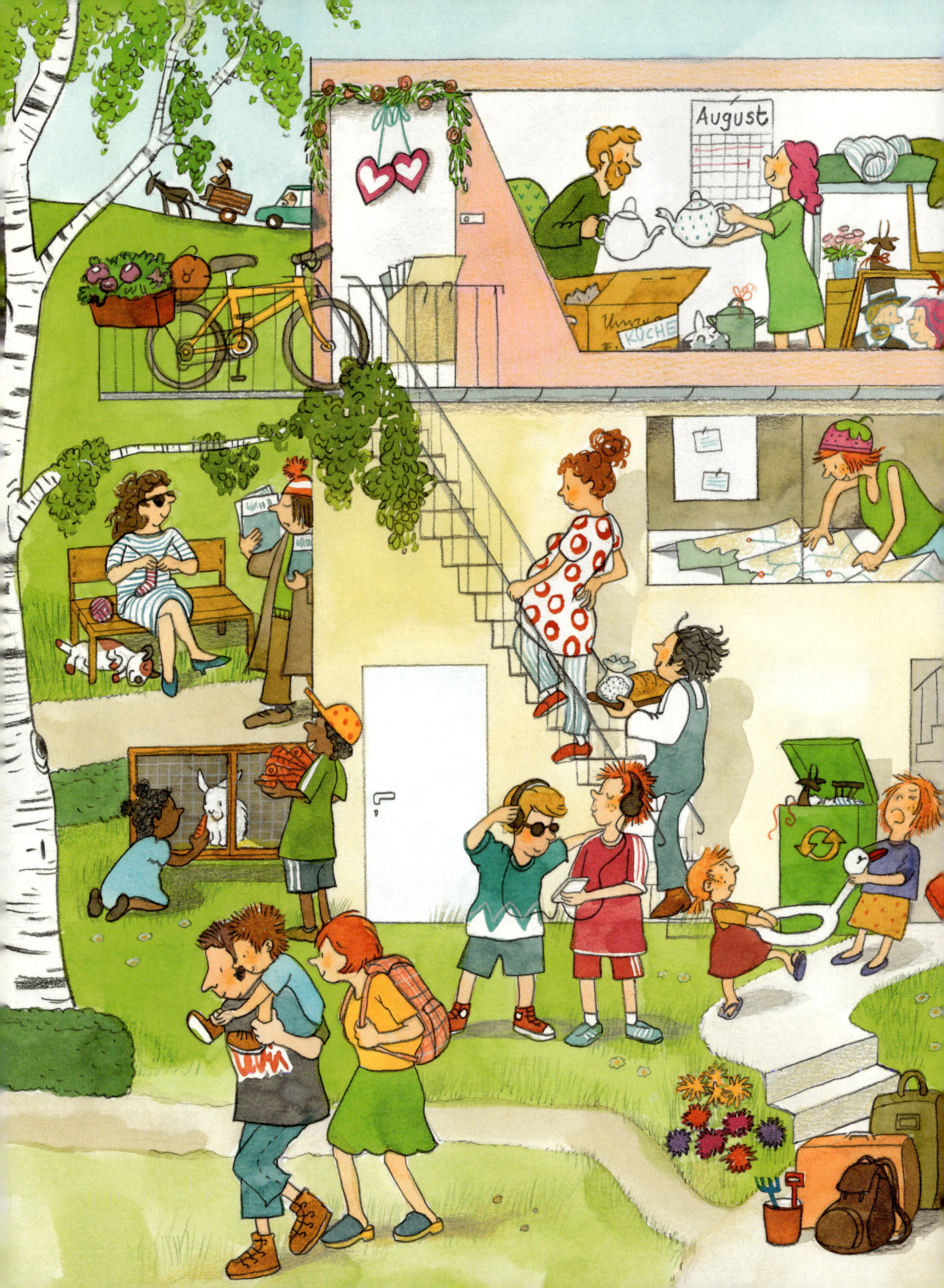
August
KÜCHE

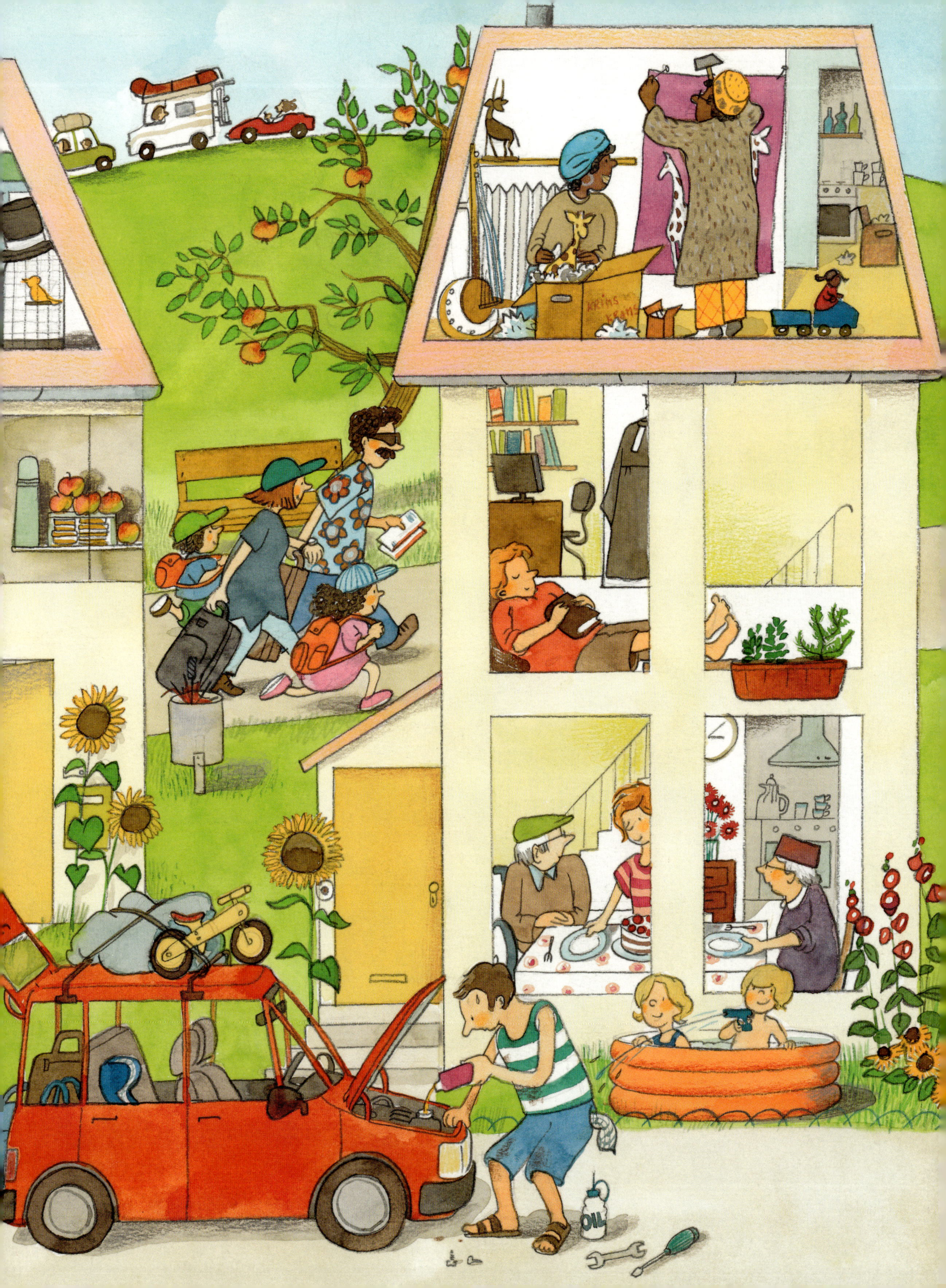

KRIMS KRAMS
OIL

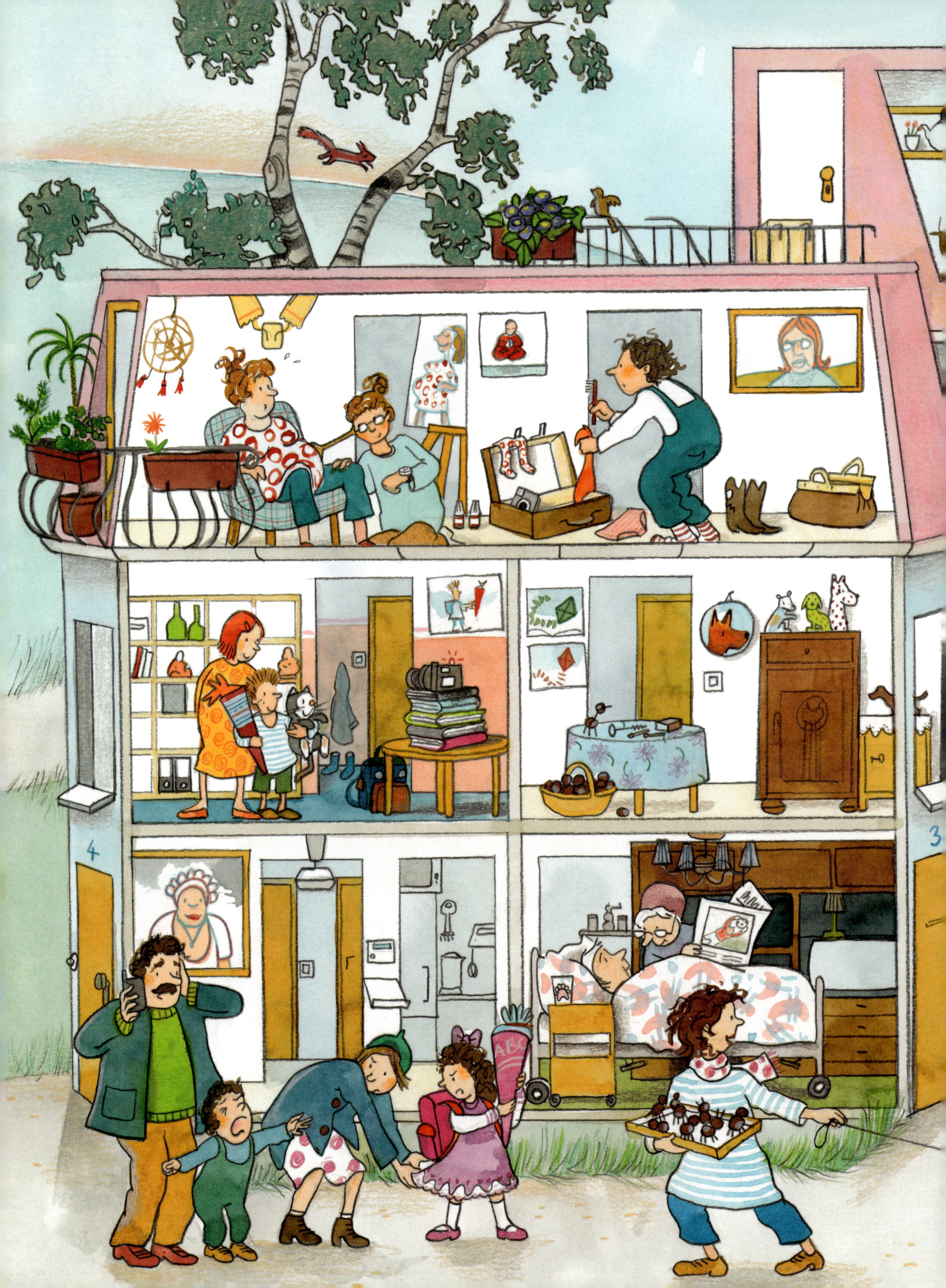
4
3

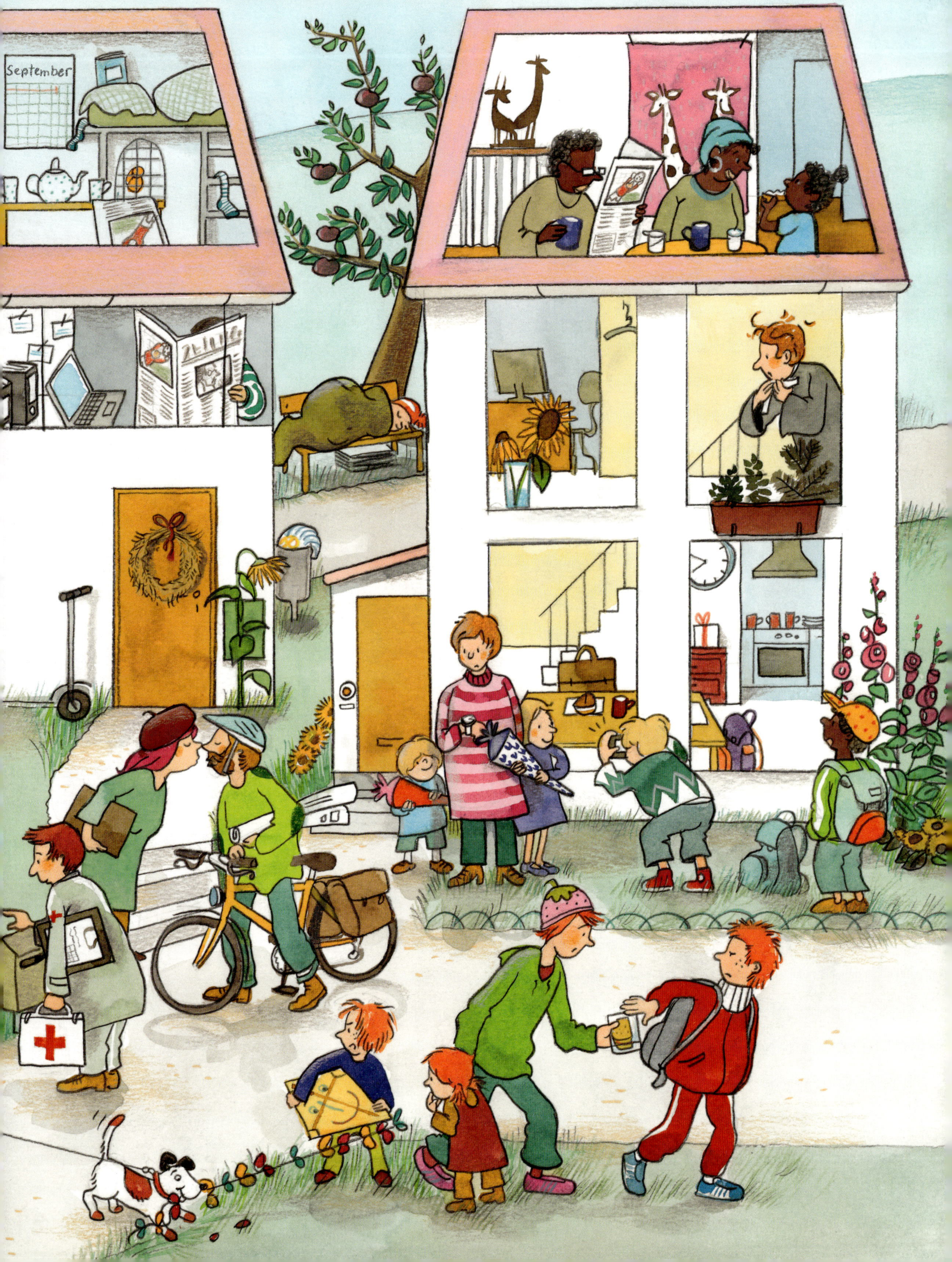
September

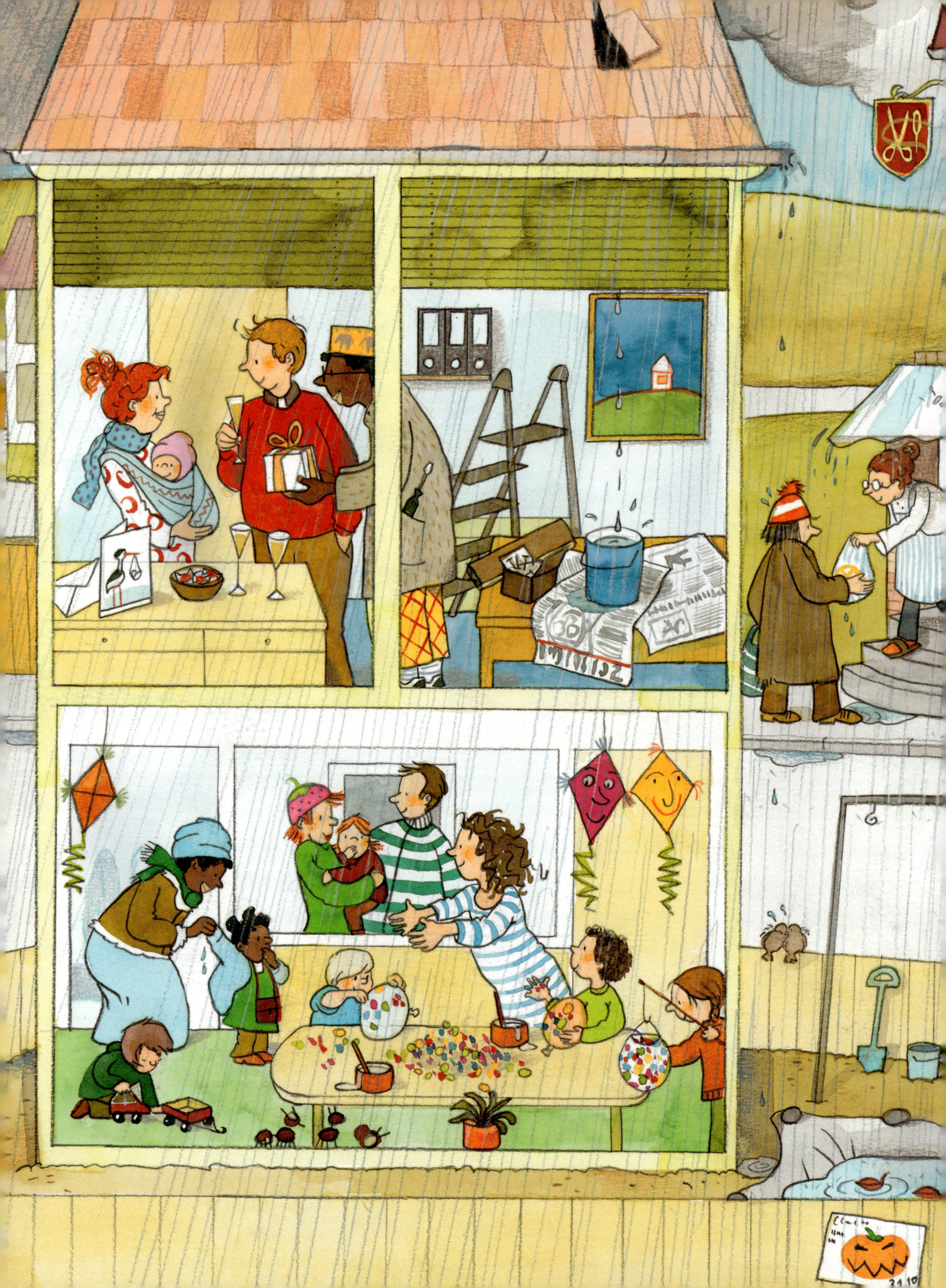

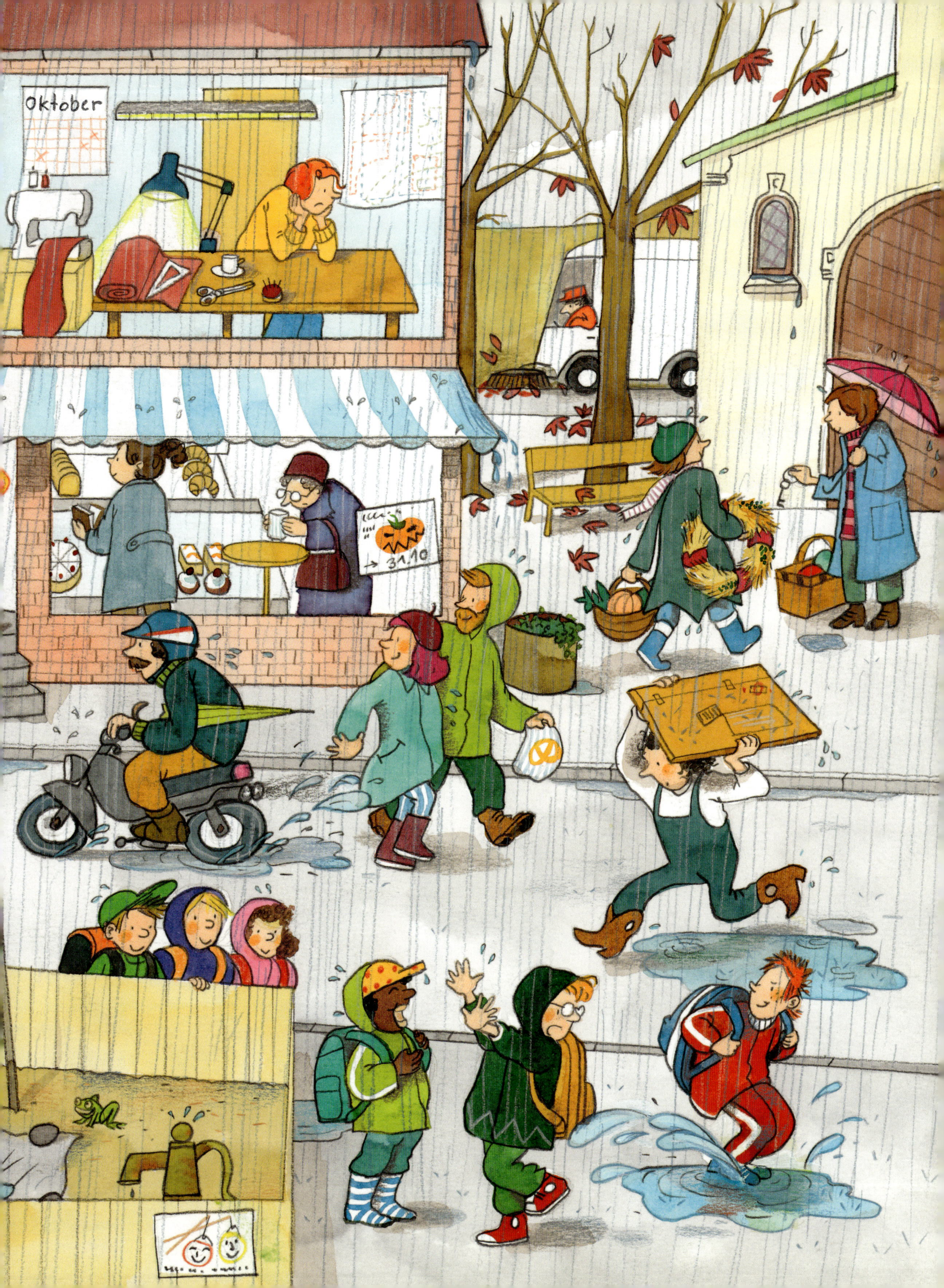
Oktober
31.10

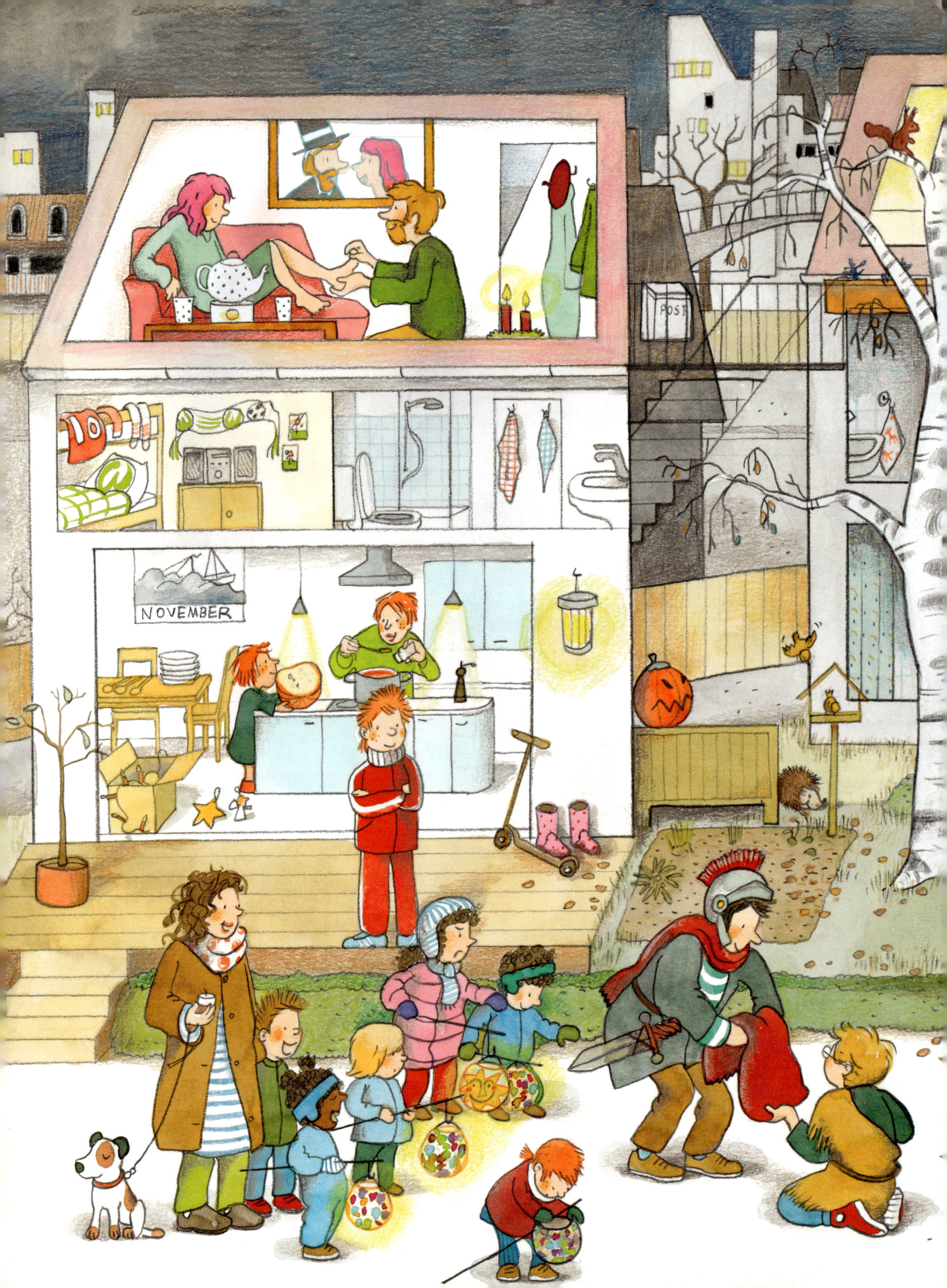
NOVEMBER
POST

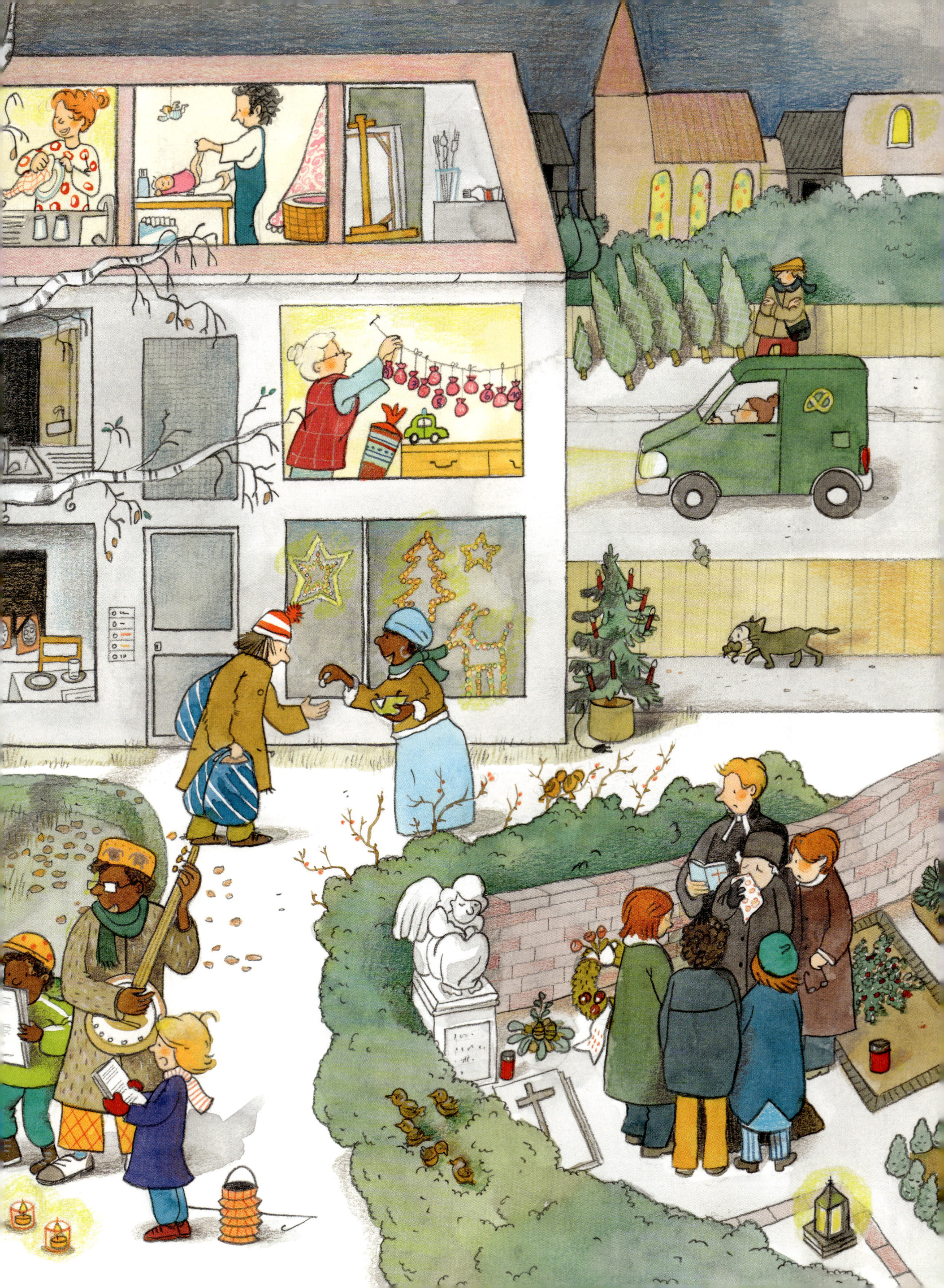

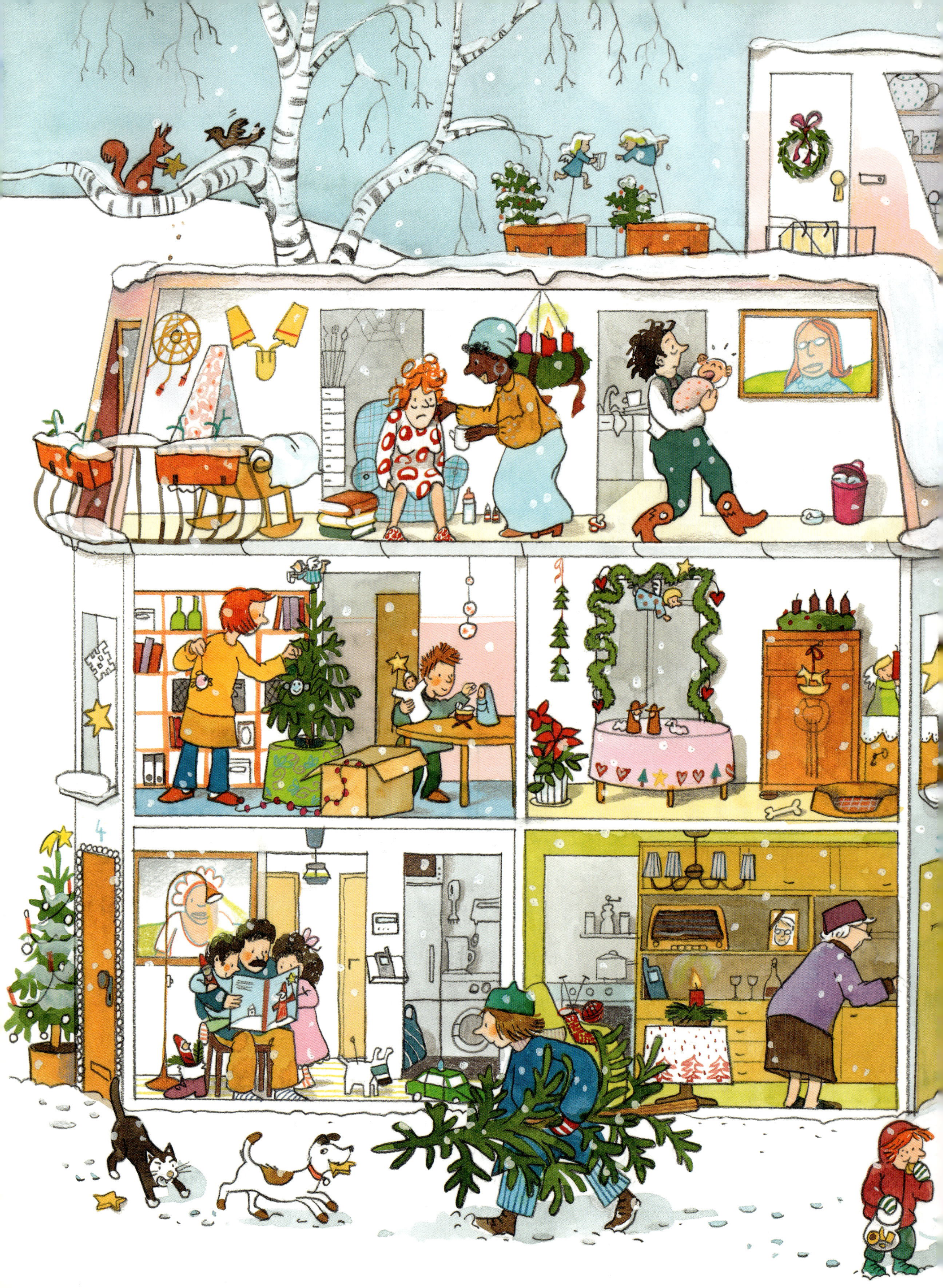
4

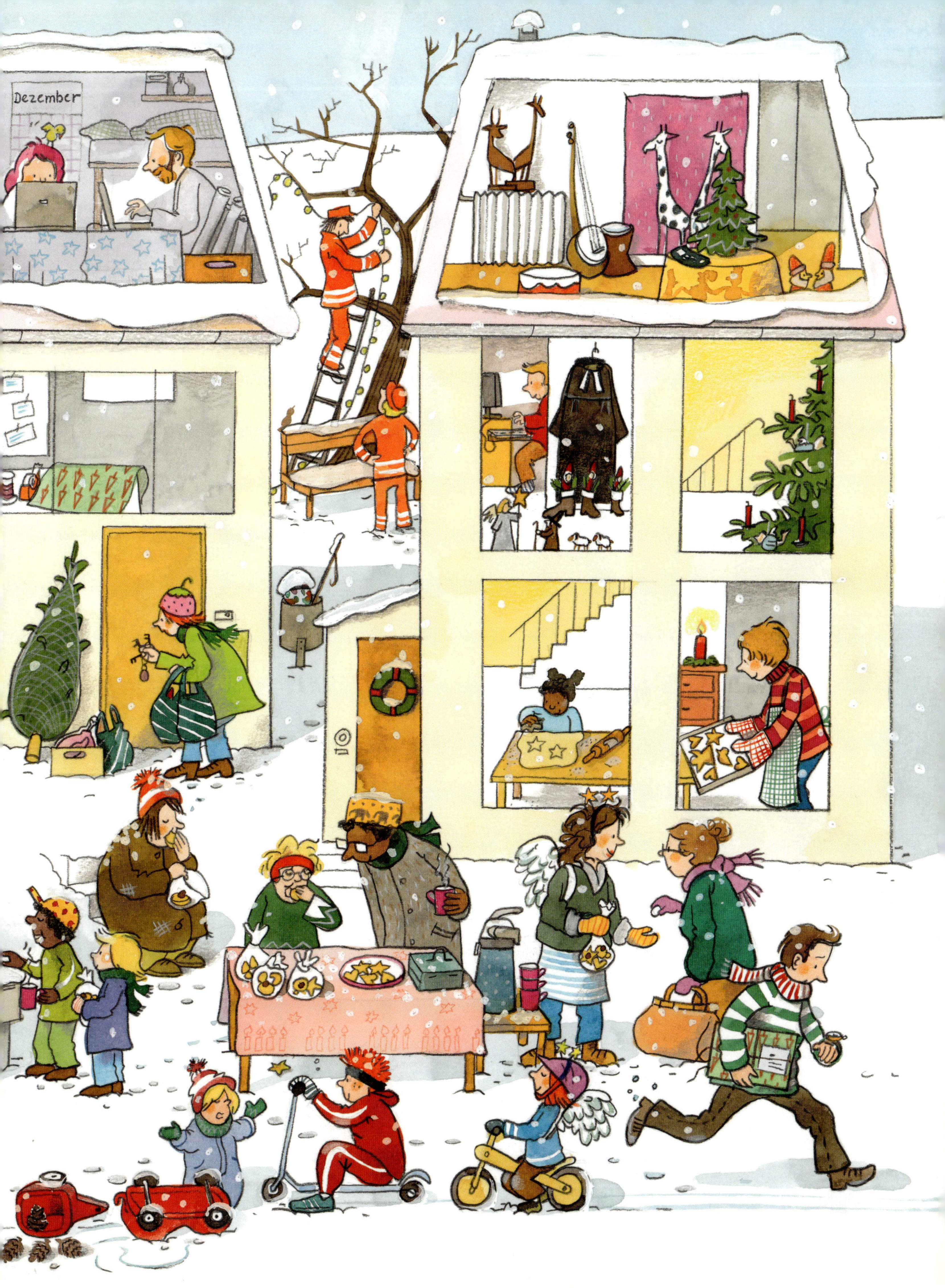
Dezember

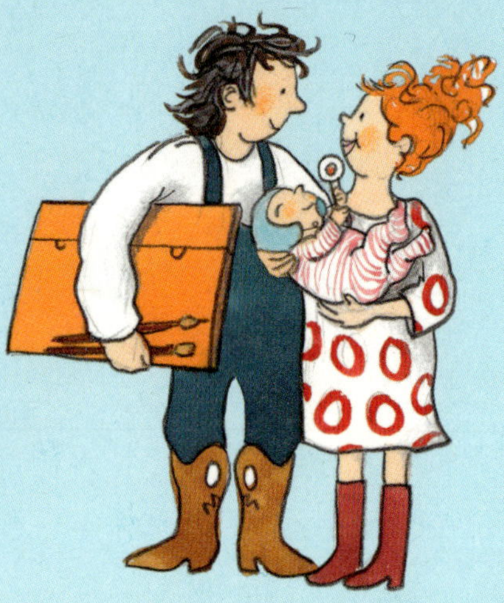

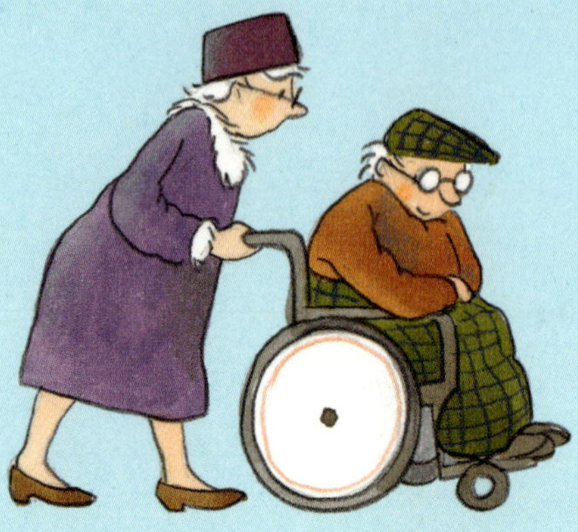

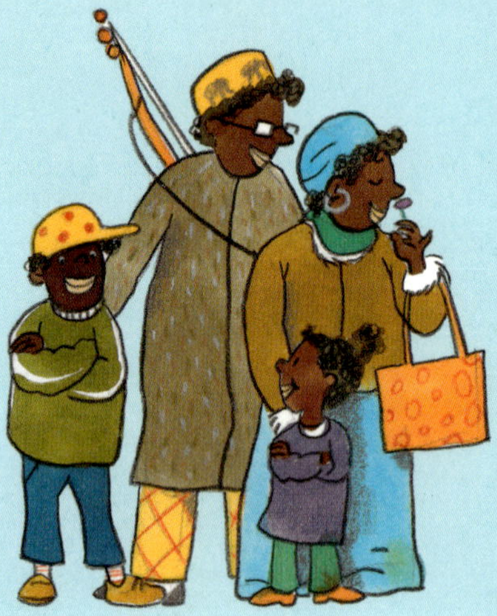

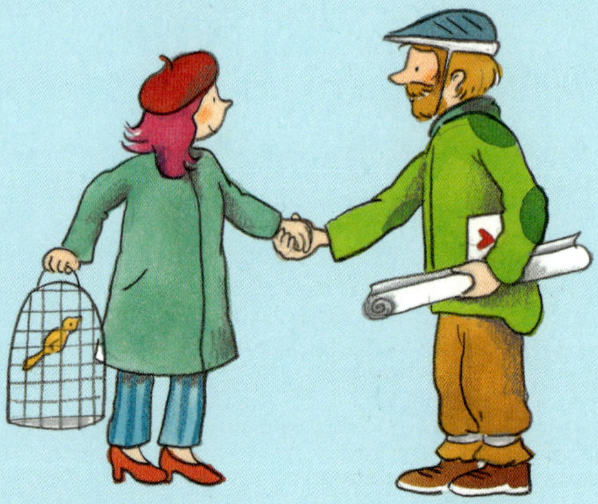

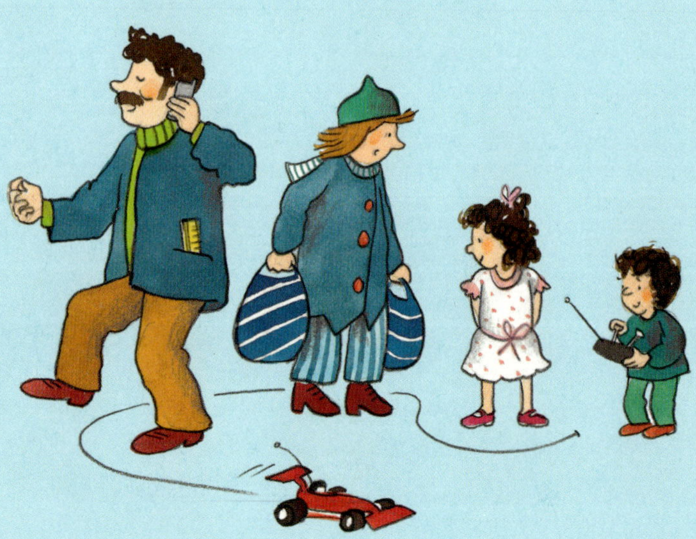